AF586741

MASSON ET Cie, ÉDITEURS, PARIS

XIIIe CONGRÈS INTERNATIONAL DE MÉDECINE

PARIS, 2-9 AOUT 1900

SECTION DE PATHOLOGIE GÉNÉRALE

MANIFESTATIONS PYOSEPTICÉMIQUES CONSÉCUTIVES AUX CANCERS

par M. G. ÉTIENNE,

Professeur agrégé à la Faculté de médecine de Nancy.

Tout néoplasme peut devenir la porte d'entrée d'une infection du type pyohémique ou du type septicémique, lorsqu'il est externe ou qu'il siège dans une cavité infectable (tube digestif, cavités urinaire et génitale). De ces faits, il convient encore aujourd'hui de distraire ceux qui se rapportent à une véritable intoxication organique par le sphacèle de tissus néoplasmiques de faible vitalité, comme certains volumineux épithéliomes villeux végétants dans la vessie; à plus forte raison, nous laisserons de côté les complications infectieuses envahissant un organisme débilité, comme la bronchopneumonie, l'érysipèle, etc. Nous ne conserverons que les cas dans lesquels il y a infection par l'une des espèces microbiennes bien connues pour engendrer soit la suppuration bien l'un ou l'autre des types cliniques pyosepticémiques, infection en relation directe avec le néoplasme.

M. Ghérasimoff[1] a consacré à l'étude de cette intéressante question de pathologie générale une thèse dans laquelle on trouvera *in extenso* les observations connues; je me bornerai ici à rappeler les plus typiques.

Une tumeur infectée par un élément microbien pathogène banal peut devenir l'origine : 1° d'une infection *in situ*; 2° d'une infection par extension du voisinage; 3° d'une infection par généralisation.

I

Infection « in situ ».

Sur un cancer se greffe un processus suppuré atteignant l'organe cancéreux lui-même et déterminant une lésion rapidement mortelle.

1. GHÉRASIMOFF. Contribution à l'étude des infections pyosepticémiques consécutives au cancer. *Thèse de Nancy*, 1900.

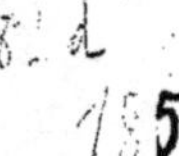

Dans l'observation suivante, due à Moritz, nous trouvons une gastrite phlegmoneuse aiguë, suppurée, à streptocoques, ayant rapidement entraîné la mort, alors que le péritoine n'a encore réagi que par un exsudat séro-fibreux non suppuré.

Gastrite phlegmoneuse diffuse dans le cours d'un cancer de l'estomac.

Le 27 janvier 1890, entra dans le service de M. Mintz un malade âgé de 53 ans, se plaignant de vomissements, de douleurs violentes du ventre et d'une grande faiblesse.

La maladie fondamentale paraît dater de deux ans.

En janvier 1888, il fut déjà soigné à l'hôpital pour de l'anorexie, des vomissements et un état cachectique. Au bout de six semaines il quitta l'hôpital, très amélioré, et reprit ses occupations pendant quelques mois.

Le 1er février suivant, il revint encore à l'hôpital, très faible, très anémié, avec des douleurs dans le ventre, dont le palper était très douloureux. Successivement, on crut qu'il s'agissait d'un cancer de l'estomac, d'un ulcère, et enfin de cardialgie due à une intoxication professionnelle par l'arsenic. Au bout de deux mois, il sort de la clinique en bien meilleur état; mais, peu de temps après, il devient incapable de tout travail et c'est ce qui le ramène.

27 *janvier*. — Anémie et amaigrissement considérable (112 livres), léger œdème de tout le corps; pouls filiforme, pas de fièvre, rien au poumon ni au cœur; foie et rate gros; région épigastrique très sensible, aucune tumeur appréciable. Le bord inférieur de l'estomac descend à deux travers de doigt au-dessous de l'ombilic. Ascite modérée : ni sucre, ni albumine.

29 *janvier*. — Trace d'HCl libre dans les vomissements.

31 *janvier*. — Cinq heures après un repas d'épreuve on retire 600 centimètres cubes du contenu stomacal. Pas traces d'HCl libre; par contre, beaucoup d'acide lactique. La réaction de biuret est positive. Le suc gastrique filtré ne digère pas la fibrine en 24 heures à l'étuve.

Au microscope, champignons de levure, sarcines.

5 *février* — On retire à peine 100 centimètres cubes de liquide d'une odeur repoussante sans HCl libre. Sarcines.

21 *février*.— L'estomac, à jeun, contient une matière noire. On y trouve, avec le microscope, des globules de pus et de sang, des sarcines, des champignons de levure et des bacilles.

7 *mars*. — L'état s'aggrave, la diarrhée épuise le malade. Le contenu gastrique contient des leucocytes et des globules rouges.

12 *mars*. — Douleurs tranchantes; ballonnement du ventre; tympanisme masquant la matité hépatique, pouls filiforme, pas de vomissements. Température le matin, 37°4. Mort le lendemain.

Autopsie. — On trouve dans le péritoine un demi-litre de liquide séro-fibrineux. Pas de dilatation gastrique; adhérence du fond de l'estomac au diaphragme; la petite courbure regarde en bas. Les parois ont un centimètre d'épaisseur; à leur section, il s'écoule du pus. A la pression on fait couler du pus par de petits et nombreux orifices. Au niveau de la grande courbure, à un travers de doigt du pylore, existe une vaste ulcération carcinomateuse, avec un bourrelet épaissi.

Diagnostic de l'autopsie. — Carcinome du ventricule; gastrite phlegmoneuse diffuse ; péritonite.

Examen microscopique. — Les altérations sont surtout marquées à la muqueuse et à la sous-muqueuse. On voit de nombreux petits foyers, formés par des globules de pus, et séparés par des fibres musculaires. Ces foyers sont distincts et ne communiquent pas entre eux. Dans la muqueuse, on trouve par endroit des traînées de pus allant jusqu'à la superficie de la muqueuse. Cette muqueuse tout entière est infiltrée par des cellules lymphoïdes, seulement on ne peut pas dire si cette infiltration dépend de la suppuration ou n'est pas plutôt provoquée par l'état catarrhal ancien.

Ce qui semble le prouver, c'est que dans ces infiltrations on ne trouve pas de micro-organisme. La suppuration ne tend pas vers la musculeuse et ce n'est que par-ci par-là entre les fibres musculaires qu'on voit de petites traînées de cellules de pus.

Bactériologie.— L'examen bactériologique révèle la présence de nombreux streptocoques dans les foyers de pus mentionnés plus haut. Ils sont nombreux, surtout à la périphérie, et diminuent vers le centre ; situés en dehors des cellules, on n'en voit point dans l'intérieur de celles-ci. Ils ressemblent au streptocoque du pus, mais on n'a pas fait de culture.

II

Infection par extension de voisinage.

Ici, deux modes d'infection peuvent se présenter : ou bien le néoplasme ouvre une cavité infectée dans un autre organe; ou bien l'infection microbienne végétant sur le néoplasme envahit un organe avec lequel il est en relation par les voies lymphatiques.

1° *Le néoplasme ouvre une cavité infectée dans un autre organe,* par exemple l'intestin, la vessie, l'utérus dans le péritoine. Dans l'observation suivante, bien typique, due à Reclus, un cancer du côlon iliaque s'ouvre dans la vessie et dans le péritoine.

Cancer du côlon iliaque (Soc. anat. 1894).

Nicolas H..., âgé de 43 ans, journalier, sans antécédents héréditaires ni personnels.

Excellente santé, pas d'amaigrissement, ni de trouble d'aucune sorte, jusque dans les premiers jours du mois d'avril 1894. A cette époque, à la suite d'un refroidissement le malade est pris de frissons et de douleurs abdominales.

Cependant, durant huit jours il continue à travailler, malgré quelques douleurs peu vives dans la fosse iliaque gauche. Aucun changement noté du côté de la miction ni de la défécation.

Puis, en palpant son côté gauche, le malade découvre une grosseur dans la fosse iliaque ; cette tumeur a augmenté très peu depuis cette époque.

De ce moment, le malade commence à avoir une poussée fébrile avec frissons, sueurs profuses.

L'appétit, le sommeil disparaissent et l'amaigrissement devient rapide; quinze jours après le début des accidents, la miction devient plus fréquente, légèrement douloureuse ; les urines deviennent foncées et troubles.

Le 27 avril, trois semaines environ après le début, le malade entre à la Pitié. On se trouve alors en présence d'un homme très amaigri, sans teinte jaune des téguments. Il ne se nourrit pas.

La palpation de l'abdomen montre une masse située derrière la symphyse pubienne, se prolongeant, irrégulière et ferme, dans la fosse iliaque gauche.

La percussion dénote de la sonorité en avant de cette masse, sonorité qui disparaît lorsque la vessie est distendue.

Par le toucher rectal, on arrive à 4 ou 5 cent. de l'anus sur une masse de consistance ferme, un peu dépressible par places, non fluctuante, bombant dans l'ampoule rectale, cachant vésicules séminales et prostate. Cette masse remonte haut et, en combinant le palper hypogastrique au toucher rectal, on constate qu'elle se continue avec la masse située derrière la symphyse.

Le tout est solide, très peu mobile sur les organes environnants. Aussi haut que le doigt peut remonter, la muqueuse rectale semble saine, aucune saillie, aucune ulcération. L'exploration est peu douloureuse.

Le cathétérisme de l'urètre ne peut être fait qu'avec une sonde n° 7, par suite d'un rétrécissement du calibre de l'urètre situé haut, près de la vessie. Le contact de la sonde est douloureux.

Les urines recueillies contiennent du pus en assez grande quantité; pas de cellules spéciales ni matières fécales dans les urines.

Pendant les jours suivants, l'état du malade reste le même; peu de douleurs, pas de diarrhée.

Au bout de trois ou quatre jours, le pus dans les urines devient beaucoup plus abondant et on en trouve aussi dans les selles diarrhéiques.

Tous les soirs la température axillaire monte aux environs de 39° pour descendre à 37° ou 37°5 le matin.

Le 9 mai, le toucher rectal montre une diminution notable dans le volume de la tumeur, qui remonte toujours de la fosse iliaque, mais bombe beaucoup moins dans le rectum.

La miction est beaucoup plus facile, elle n'est plus douloureuse.

Cependant le malade s'affaiblit et s'amaigrit de plus en plus.

La masse un peu plus dépressible n'est nullement fluctuante. M. Reclus pense à une tumeur maligne, mais sans la localiser. L'abstention est décidée.

Le 17, le malade est pris de phénomènes péritoniques intenses, le ventre se ballonne, le facies se grippe, la langue devient rôtie, la température restant cependant la même.

Le 19, le malade meurt.

Autopsie. — Elle montre dans l'abdomen une péritonite généralisée suppurée. Les fausses membranes sont peu épaisses et plus solides sur le côlon iliaque. Une masse bourgeonnante, friable, est située entre la vessie et le rectum. Elle est creusée en son centre d'une cavité remplie de pus et ouverte en haut dans le péritoine. Cette masse communique en avant avec la vessie par un orifice situé au-dessus de l'uretère gauche. La vessie contient du pus; pas de rétrécissement dans les parois de l'urètre.

En arrière, la masse tient à la fin du côlon iliaque, a son union avec le rectum, dans une portion située à hauteur du détroit supérieur du bassin.

L'intestin ouvert par sa face postérieure montre en ce point une perforation de la largeur d'une pièce de cinq francs à bords végétants et bourgeonnants, continus d'une part avec la masse, d'autre part avec la muqueuse intestinale.

En bas la masse se prolonge jusqu'aux vésicules séminales et la prostate qu'elle englobe, mais dont on peut l'isoler par la dissection.

Il s'agit d'un cancer encéphaloïde de l'intestin, siégeant sur la fin du côlon iliaque, et ouvert dans la vessie.

Le diagnostic anatomique a été confirmé par M. Pilliet.

2° *L'élément microbien végétant sur le néoplasme envahit un organe avec lequel il est en relation par les voies lymphatiques.*

Il est inutile d'insister sur le rôle joué par les lymphatiques dans la propagation des infections; ce rôle est mis en évidence, dans les infections secondaires aux néoplasmes, par les recherches de Soupault et Labbé[1]; ces auteurs ont étudié la nature des ganglions dans les cancers.

Dans les cancers de l'estomac, du foie, du pancréas, ils ont trouvé les ganglions cancéreux 9 fois, non cancéreux 5 fois.

Cancers du sein, ganglions cancéreux . . .	5 fois.	Non cancéreux.	2 fois.
— péritoine, ganglions cancéreux.	1 —	—	2 —
— de la langue. —	1 —	—	4 —

C'est par cette voie lymphatique que s'est infecté le péritoine dans le cas ci-dessous de cancer de l'estomac sans perforation de Hanot, et par les connexions lymphatiques entre le péritoine et la plèvre que cette dernière séreuse s'est infectée dans les cancers viscéraux de l'abdomen (Gorcin), comme l'observation de Brissaud, que nous rapporterons plus loin, en montre un très remarquable exemple.

Péritonite avec ascite — Cancer du pylore[2].

Il s'agit d'une malade atteinte de cancer stomacal avec ascite ponctionné à deux reprises. Le liquide retiré est séro-purulent.

Autopsie. — Cancer du pylore; les intestins sont recouverts de fausses membranes péritonitiques.

On ne trouve aucune autre lésion pas plus qu'aucune trace de perforation.

Examen bactériologique du liquide ascitique ponctionné pendant la vie.

1. Soupault et Labbé. Étude sur les altérations des ganglions lymphatiques dans le cancer épithélial. *Revue de médecine*, 1900.
2. Hanot. *Presse médicale*, 1895, p. 82.

Ensemencement sur gélose. — 1° Quelques staphylocoques blancs. 2° Nombreuses colonies punctiformes, d'un blanc grisâtre, de 5 mm. au plus de diamètre.

Repiquées sur gélose, ces petites colonies punctiformes donnent une strie de deux millimètres de large, peu saillante et bordée de petites colonies qui en frangent les bords. Développement complet en 24 ou 36 heures à 37°.

L'ascite de ponction, le bouillon et les colonies sur gélose, révèlent, par les colorants, la même bactérie. C'est un bâtonnet, cinq fois plus long que large, droit, polymorphe, parfois segmenté en deux. Il se colore bien par le violet de gentiane et prend le Gram. Dans la préparation du liquide ascitique, la bactérie est extrêmement abondante. On ne trouve aucun autre micro-organisme ni streptocoque, ni staphylocoque. De la culture injectée à des lapins ne produit aucun accident, même à haute dose.

Pleurésie purulente avec cancer du sein[1].

E... T..., domestique, entrée le 26 avril 1884 à l'hôpital Tenon. Depuis trois ans elle sent des lancements et des picotements dans les seins. Bientôt, apparition d'une tumeur dans chaque sein. La tumeur gauche est ulcérée et plus grande que la droite.

Douleurs dans les côtés, des quintes de toux violentes sans expectoration.

État actuel (27 avril 1884 au matin). — Aspect cachectique, teint jaunâtre, léger œdème périmalléolaire, faiblesse extrême. Squirre atrophique du sein gauche, avec plaie linéaire, cicatrisée, d'une longueur de 4 centimètres, s'étendant vers l'aisselle. Les seins durs et petits adhèrent à la paroi thoracique.

A la percussion, le côté droit de la poitrine est mat dans toute sa hauteur, le côté gauche offre la sonorité habituelle.

A l'auscultation de la respiration en avant et à droite, inspiration et expiration lointaine à timbre métallique; sous la clavicule gauche, respiration puérile; sous la clavicule gauche, respiration puérile; en arrière et à droite, au niveau des fosses sus et sous-épineuses, murmure vésiculaire à peine perceptible; au niveau du tiers inférieur, abolition du bruit respiratoire; en arrière et à gauche, dans toute la hauteur, inspiration supplémentaire, expiration soufflante, quelques petits râles sous-crépitants disséminés.

Expectoration pituiteuse, toux fréquente, douleur vive dans l'épaule droite.

Rien au cœur.

Pas d'augmentation de volume du foie et de la rate. Tendance à la constipation. Pas d'albumine dans l'urine.

16 mai. — Impossibilité du décubitus latéral droit ou gauche.

27 mai. — La cachexie se prononce davantage. La station assise est seule supportée.

23 juin. — Sous la clavicule droite, le long du bord droit du sternum, a apparu une tumeur arrondie du volume du poing, mate à la percussion, obscurément fluctuante et réductible par compression.

10 juillet. — Mort le matin à 5 heures.

1. ALBERT. *Archives de médecine*, 1887, p. 620.

Autopsie. — Chaque sein est transformé en une masse squirreuse, adhérente au squelette thoracique, criant sous le scalpel.

La plèvre droite contient quatre litres environ d'un pus jaune verdâtre, grumeleux, non fétide, qui s'est fait jour à travers le premier espace intercostal, donnant ainsi naissance à la tuméfaction sous-claviculaire droite notée pendant la vie. Les deux feuillets de la plèvre sont épaissis et recouverts de débris pseudo-membraneux. Par le raclage, ils ne fournissent point de suc et ne sont le siège d'aucun noyau carcinomateux, ni d'aucune infiltration néoplasique en nappe.

Le poumon droit est ratatiné et ne renferme point de noyaux cancéreux.

La plèvre gauche et le poumon gauche sont sains. Le péricarde viscéral présente quelques taches laiteuses. L'endocarde est normal. Le foie est muscade. Les reins sont congestionnés. L'encéphale est normal.

C'est également aux infections par extension de voisinage que je rapporte les cas d'abcès du foie par cancers de l'estomac ou de l'intestin, dans lesquelles le transport microbien se fait évidemment par l'intermédiaire des branches de la veine porte, comme dans le cas de Carré, et bien mieux encore ceux dans lesquels l'accident revêt franchement le type par la pyléphlébite, comme dans celui d'Achard.

Cancer de l'estomac. Pyléphlébite intra-hépatique[1].

Constance Tiss..., âgée de 62 ans, journalière, entrée le 12 septembre 1894, à l'hôpital Cochin, baraque 6, n° 8.

La malade se plaint de perdre ses forces depuis quatre ou cinq mois; de plus, depuis environ trois mois, elle éprouve des maux d'estomac : douleurs épigastriques, aigreurs, accompagnées de vomissements et d'anorexie.

Les vomissements, au début, avaient duré une quinzaine de jours, puis avaient cessé. Mais les douleurs persistaient, siégeant au-dessus de l'ombilic et sans irradiation.

Au palper, on sent une tumeur arrondie, mate, douloureuse à la pression, et occupant la région épigastrique, de l'ombilic à l'appendice xiphoïde, surtout au côté gauche.

Le foie n'est pas augmenté de volume. Il n'y a pas d'adénopathie appréciable. Le teint est pâle et jaunâtre; les téguments sont flasques, l'amaigrissement considérable. Les membres inférieurs sont un peu œdématiés. Il y a un peu de diarrhée. L'urine ne renferme pas d'albumine. La malade est très faible et marche avec difficulté.

21 *septembre*. — Vomissements très abondants avec hématémèse suivie de melæna.

23 *septembre*. — Les vomissements ont cessé, mais la température s'élève à 38°,8 le soir; le 27, elle atteint 39°,9, puis redescend.

On note que la cachexie fait des progrès considérables; le teint devient plus jaune, la peau sèche et flasque.

1. Achard. *Société médicale des hôpitaux*, séance du 26 juillet 1895.

27 *septembre.* — Vomissements. La malade s'affaiblit beaucoup et reste presque sans bouger dans son lit, plongée dans une sorte de demi-somnolence, vomissant seulement de temps à autre. La température s'abaisse progressivement et n'est que de 35°,9, quelques heures avant la mort qui survient le 5 octobre, à 9 heures du soir, dans le collapsus.

Autopsie. — Pas de lésion notable du cœur ni des poumons. Reins très pâles. Rate molle et diffluente.

L'*estomac* est atteint de cancer de la région pylorique. A la face postérieure de cette région, se trouve une très large perforation donnant accès dans un foyer gangreneux bien circonscrit, dont le fond est formé par la partie moyenne et antérieure du pancréas et par des adhérences qui unissent l'estomac et le pancréas au foie et au duodénum. Le duodénum est également perforé en arrière dans sa deuxième portion, et cette perforation communique avec le foyer gangreneux. De plus, il présente en dehors une autre perforation, à bords amincis, qui est probablement cadavérique, ou tout au moins agonique; elle a donné issue à une petite quantité du contenu stomacal, qui s'est épanché à droite du duodénum, dans le péritoine, sans donner lieu à des adhérences ou à des traces de péritonite.

Le foie ne présente extérieurement aucune lésion, sa couleur est un peu pâle, comme d'ailleurs celle de tous les organes. Mais, sur les coupes faites dans le parenchyme, on trouve en quantité des espaces portes, dont les orifices veineux sont élargis et remplis par un thrombus tantôt rouge, tantôt blanchâtre et fibrineux. Enfin, certains orifices veineux sont remplis d'une matière puriforme, liquide et rougeâtre, ou même de véritable pus verdâtre.

L'ensemencement du sang recueilli quatorze heures après la mort n'a pas donné de cultures. Le pus des veines portes, étalé sur des lamelles, renferme de très nombreux bacilles, ayant assez bien l'apparence des *coli-bacilles*; ensemencé, ce pus a donné des cultures de bacilles de la putréfaction.

L'*examen* histologique a montré que le néoplasme gastrique est un épithélioma cylindrique.

Obs. Caire [1]. — Femme âgée de 47 ans. A souffert pendant l'automne de 1887 de douleurs vagues, et une tumeur se montra ensuite dans la région lombaire gauche, éveillant l'idée de la possibilité d'une tumeur de la rate ou d'une tumeur maligne du péritoine.

Au mois de décembre 1887 elle eut une fièvre persistante variant entre 38 et 39 degrés, avec des exacerbations entre 40 et 41 degrés. Dès lors, la fièvre ne cesse pas d'augmenter, atteint 41°,5 et s'accompagne de sueur profuse.

Au mois d'avril 1888, le mouvement fébrile continuait et il survint des frissons apparaissant tous les deux ou trois jours, ou chaque jour, et de temps en temps plusieurs fois par jour. Pendant tout ce mois, la tumeur fut le seul facteur à ajouter à ce symptôme. Cette tumeur rappelait surtout un gros rein, mais n'était pas nettement fluctuante, ni particulièrement douloureuse.

1. E. Caire. *Thèse de Lyon*, 1898.

Depuis cette époque, des frissons de grande intensité se multiplièrent, suivis de sueurs profuses; les forces disparaissaient, l'appétit était nul. Aucun signe d'obstruction intestinale, ni de constipation; plutôt de temps à autre un peu de diarrhée.

Le Dr H. Cameron fit une aspiration le 3 mai, mais on ne retira aucun liquide et le diagnostic de tumeur maligne fut porté.

La malade mourut le 4 mai.

L'autopsie fut faite par M. Maglana et on put voir que la tumeur observée était un cancer de la courbure splénique du côlon.

Le calibre de l'intestin n'était pas diminué, mais la tumeur était largement ulcérée. De nombreux abcès furent trouvés dans le foie. Les frissons et la fièvre devaient être rapportés à cette complication infectieuse qui avait pris naissance dans la surface ulcérée de l'intestin.

Infection par généralisation.

Dans cette troisième classe, nous trouverons les cas dans lesquels l'organisme en totalité est envahi par les éléments pathogènes. Comme dans toute infection générale, l'infection peut se traduire par la pyohémie avec suppurations multiples ou par la septicémie.

Quoi qu'il en soit, cette pyosepticémie peut se présenter sous différents types cliniques suivant que l'infection atteint d'emblée tout l'organisme sans qu'aucun accident attire l'attention sur un organe quelconque, ou bien au contraire que l'infection atteint spécialement un organe et lui emprunte sa symptomatologie particulière : type ictère grave, endocardite, etc.

1° *L'infection générale revêt, comme unique manifestation, l'aspect d'une grande infection*; le malade prend le type infectieux, le teint devient plombé, l'adynamie est profonde, la température s'élève et le malade peut succomber sans qu'aucune localisation attire particulièrement l'attention vers un organe quelconque.

J'en rapporte ici deux exemples très nets dans lesquels une infection à marche rapide survint très brutalement au milieu de signes jusque-là torpides du cancer. Si les observations ne sont pas plus nombreuses, c'est très vraisemblablement parce que cette symptomatologie un peu vague n'est pas reconnue, masquée par la cachexie cancéreuse finale.

Obs. Devic et Chatin [1]. — L. J..., 70 ans, cultivateur, a cessé son travail il y a quinze jours environ, époque à laquelle a débuté l'affection qui l'amène aujourd'hui à l'hôpital.

1. Devic et Chatin. *Province médicale*, juillet 1882.

Cet homme habite depuis plusieurs années le canton de Moreste (Isère), où l'on observe quelques cas de fièvre intermittente, mais lui-même n'a jamais éprouvé aucun symptôme qu'on puisse rattacher à une manifestation quelconque de l'impaludisme. Il a toujours eu un fort appétit; jamais de diarrhée ni de vomissements.

C'est un homme robuste. Peau un peu pâle sans aspect cachectique. Il a demandé son entrée à l'hôpital parce que depuis quelques semaines il avait remarqué que ses jambes enflaient. On constate en effet un léger œdème des membres inférieurs. Face bouffie. Pas d'ascite. Hypertrophie cardiaque. Pas de souffle. Aux poumons, constatation d'un emphysème bien marqué.

L'appétit est diminué depuis une quinzaine de jours seulement. Les repas occasionnent un peu de dyspepsie. Aucune douleur. Pas de diarrhée ni de vomissements. Urines limpides. Un peu d'albumine.

On fit le diagnostic suivant: artério-sclérose, hypertrophie du cœur, néphrite interstitielle.

Le lendemain, le malade présente de légères crises d'angor pectoris, qui diminuent les jours suivants mais l'œdème reste.

Le malade se lève et se plaint de ne pas avoir assez à manger. La température rectale oscillait entre 38° et 38°,7. Cette fièvre, nous l'avouons, n'avait que peu attiré notre attention, et nous l'avions, sans y regarder de bien près et sans que l'examen minutieux du malade nous permît de l'affirmer, mise sur le compte d'une de ces nombreuses inflammations séreuses qu'on rencontre si fréquemment chez les albuminuriques et qui évoluent souvent d'une façon tout à fait insidieuse. Le 14 juin, subitement, le malade fut pris d'un accès de fièvre intense caractérisé par des frissons violents et répétés suivis d'une période de chaleur de plusieurs heures de durée sans sueurs terminales. Les quatre jours suivants, les phénomènes se reproduisirent presque exactement à la même heure. La température normale du matin atteignait le soir 40°. L'accès débutait brusquement vers une heure de l'après-midi par des frissons qui duraient une demi-heure environ et se terminaient entre 7 et 8 heures du soir. Ses deux derniers accès se terminaient par des sueurs très abondantes. Ces accès fébriles ne modifiaient pas notablement l'état du malade. Ils ne s'accompagnaient ni de troubles psychiques, ni de vomissements, ni d'augmentation des phénomènes pseudo-angineux.

A la fin de l'accès, le malade ne paraissait pas très abattu. Au moment où la température était le plus élevée, le facies était vultueux, le pouls à 140, irrégulier. Jamais le malade n'eut après les accès ni herpès labial, ni aucune éruption, ni augmentation de volume de la rate. Ces deux derniers symptômes, l'heure à laquelle les accès débutaient, l'échec complet de la quinine administrée à forte dose dès le premier accès et à la fin de chacun d'eux, les renseignements fournis par le malade sur ses antécédents pathologiques, tout cela nous permit d'éliminer l'idée d'une fièvre paludéenne.

Ayant abandonné l'idée d'une fièvre paludéenne, nous recherchâmes s'il y avait une suppuration cachée, mais l'examen des organes resta négatif.

Pendant cette période où un examen approfondi du malade fut fait chaque jour dans le but de rechercher le siège de cette prétendue suppuration, l'abdomen fut souvent palpé et jamais le malade n'accusa la moindre douleur, jamais la palpation ne nous révéla l'existence d'une tuméfaction quelconque.

Le 5e jour, 18 juin, l'accès fébrile fut moins intense que les jours précédents, mais les deux jours suivants les grands accès reparurent.

Le 21 juin, apparition d'un érysipèle bénin avec fièvre à type continu.

L'état général, bon jusque-là, devint subitement grave, le pouls filiforme, le malade tomba dans le collapsus et mourut le 24 juin à 11 heures du soir.

Autopsie. — Organes abdominaux, rien de particulier. L'estomac, le duodénum, la rate et le pancréas sont reliés entre eux par des adhérences solides. La palpation de l'estomac permet de constater à travers les parois la présence de deux tumeurs dont l'une est située un peu à droite de la partie médiane; l'autre, plus grosse, adhère intimement à la rate.

L'estomac est incisé. Le pylore et le cardia sont intacts. On constate la présence de deux tumeurs faisant saillie sur la muqueuse. La plus petite, située sur le milieu de la face postérieure, mesure 7 centimètres sur 6; elle a l'aspect d'un chou-fleur à base d'implantation de 3 centimètres.

La plus grosse est séparée de la première par un espace sain de 5 centimètres. Elle offre un aspect d'une vaste ulcération recouverte de grosses végétations. La tumeur a envahi la rate.

Aucune lésion d'aucune sorte sur l'intestin. Pancréas sain. Foie muscade, type sans sclérose. Reins légèrement congestionnés.

La plèvre droite contient 100 grammes de sérosité. Poumons emphysémateux.

Pas de liquide dans le péricarde. Traces de péricardite ancienne. Cœur hypertrophié. Pas de lésions valvulaires. Les parois du cœur ont leur couleur normale.

Nous avons cherché minutieusement s'il existait en un point quelconque une suppuration, nous n'en avons trouvé aucune trace.

Les pièces ont été soumises à l'examen de M. le professeur Tripier, qui n'avait pas hésité un seul instant à déclarer qu'il s'agissait d'un carcinome primitif de la grosse tubérosité, avec noyau secondaire de la face postérieure, véritable greffe opérée sur ce point de la muqueuse gastrique.

L'examen histologique n'a fait que confirmer cette opinion.

Obs. Garcin[1]. — N... Henriette, âgée de 49 ans, entre à l'hôpital Necker le 9 novembre 1881, service de M. Grancher, salle Sainte-Thérèse, lit n° 10.

Pas de maladies antérieures. Habitudes alcooliques. Depuis longtemps, la malade est sujette à des rêves et à des cauchemars; elle rejette quelques glaires le matin en se levant.

Pas de tremblements; pas de troubles de la sensibilité.

La maladie actuelle a été précédée pendant trois mois environ de malaises consistant principalement en troubles gastriques peu accentués.

La malade n'avait plus d'appétit, éprouvait des nausées sans vomissements; elle n'a vomi qu'une seule fois de la bile et des glaires le jour de son entrée à l'hôpital. Depuis cette époque, elle ressentait une douleur continuelle, mais peu intense dans le flanc gauche.

7 novembre. — La malade éprouva en se levant une grande lassitude, de la courbature générale et elle eut des frissons toute la journée ; sa douleur

1. Garcin. *Thèse de Lyon*, 1883.

du flanc gauche fut un peu plus aiguë et s'étendit dans la région des reins. Le lendemain la situation était devenue plus grave; il fut impossible à la malade de quitter le lit; elle entra à l'hôpital le 9 novembre.

A la visite du soir, il existait une fièvre vive, le facies est rouge, très animé; les yeux brillants; il n'y a pas eu de céphalalgie; la bouche est mauvaise; l'haleine légèrement fétide. Inappétence presque absolue surtout depuis deux jours que dure la fièvre; c'est aujourd'hui que la malade a vomi quelques matières glaireuses avec un peu de bile.

Le ventre n'est pas ballonné, ni douloureux; cependant, en pressant dans le flanc gauche, on éveille une douleur assez vive. Pas de gargouillement. Constipation depuis deux ou trois jours.

La malade tousse fort peu, sans cracher. L'examen physique de la poitrine ne fait rien découvrir d'anormal. Rien non plus au cœur.

En somme, le tableau clinique à ce second jour de la maladie se résumait en ceci : *fièvre intense*, survenant brusquement après trois mois de malaises et de troubles gastriques qui paraissaient pouvoir être rapportés aux habitudes alcooliques de la malade. Avec cela, quelques nausées et un vomissement; une douleur vague dans le flanc gauche et dans les reins.

10 novembre. — État de la malade sensiblement le même; fièvre assez vive; pas d'éruption. Le purgatif a déterminé plusieurs selles abondantes. Urine normale comme quantité et comme couleur. Pas d'albumine.

Les jours suivants, la situation ne se modifie pas sensiblement; l'examen des viscères pratiqué soigneusement tous les jours donne les mêmes résultats négatifs; il n'existe pas toujours de céphalalgie ni de délire. Le sommeil est assez bon, néanmoins la température reste élevée avec rémissions matinales les plus marquées. Le ventre, qui est toujours douloureux du côté gauche, est le siège de gargouillements qui se produisent indifféremment dans toutes ses parties. Depuis l'administration du premier purgatif, il existe une diarrhée assez abondante, dont les matières communiquent au linge une teinte saumonée.

L'âge avancé de cette femme, le début brusque de sa maladie, l'absence complète de phénomènes cérébraux et de catarrhe bronchique rendaient peu vraisemblable l'hypothèse d'une fièvre typhoïde; cependant, en l'absence de tout autre diagnostic, ce fut l'idée à laquelle se rattacha M. Grancher.

Dans la nuit du 19, sans que rien dans les jours précédents ou même dans la journée fît prévoir ce dénouement, la malade, qui un quart d'heure auparavant causait avec sa voisine, tomba de son lit sur le parquet, où on la trouva morte. La veille encore on avait examiné les urines et l'on n'y avait pas trouvé d'albumine.

Autopsie. — Les poumons ne présentent rien de particulier. Le péricarde et le cœur sont sains; les cavités cardiaques ne contiennent aucun caillot; pas de coagulations dans les gros vaisseaux artériels; estomac absolument normal; l'intestin ouvert depuis le pylore jusqu'aux dernières portions du rectum ne contient aucune trace de lésions, la rate pèse son poids ordinaire et a une consistance ferme; les reins sont sains. Le foie un peu volumineux, mais ayant sa face normale, contient un certain nombre de noyaux légèrement saillants à la surface. Aussi bien sur la face inférieure, le volume de ces noyaux varie depuis celui d'une noix jusqu'à celui d'un œuf de poule. Il en existe un au-dessous de la vésicule biliaire qui présente un volume double de ce dernier volume.

Au-dessus de ces noyaux, le péritoine est intact. Dans l'épiploon gastro-hépatique existent trois ou quatre ganglions accolés.

Un accident de préparation ne permet pas de suivre les grosses voies biliaires dans toute leur longueur ; mais il est très probable qu'elles étaient restées perméables, car la partie qui restait attenante auprès n'était ni dilatée, ni obstruée en aucune façon.

On peut constater l'hypothermie, au lieu de l'hyperthermie, lorsque l'infection est due au coli-bacille, sans cependant que la règle soit générale. L'hypothermie peut même devenir extrême, c'est ce que j'ai observé dans le cas suivant[1] pris comme exemple, recueilli en 1892 à la clinique du professeur Heydenreich.

D..., sellier, âgé de 59 ans, n'a jamais été atteint d'aucune maladie lorsque, 4 mois avant son entrée à l'hôpital, il se rompit l'urètre en tombant à califourchon sur un marche pied de voiture.

Au moment de son entrée, il porte sur le raphé scrotal, vers la base de la verge, un orifice mesurant 5 à 6 millimètres de diamètre, par où s'écoule l'urine ; celle-ci passe en presque totalité par cet orifice, mais seulement au moment où le malade veut uriner, ce qui est très fréquent.

Quand on pratique le cathéterisme par cet orifice, une bougie n° 4 est arrêtée ; mais, si l'on introduit 2 ou 3 bougies du même calibre, l'une d'elles finit par trouver l'orifice et peut s'y engager.

Ses urines sont très fétides, purulentes.

Les testicules ne sont pas augmentés de volume ; le cordon est normal.

État général très mauvais ; malade affaibli, pâle, teint terreux. Bruits du cœur normaux.

On décide de pratiquer l'urétrotomie externe. Le jour était fixé lorsque le malade fut pris rapidement d'accidents graves, refroidissement du corps, tendance au collapsus, dyspnée faisant prévoir une fin prochaine.

Le malade traîna ainsi pendant quelques jours, avec des hauts et des bas, et s'éteignit le 12 juin à minuit 1/2, après avoir présenté une algidité extrême, sa température tombant, à 7 heures, jusqu'à 30°,3 pour s'élever légèrement à 31°,5 au moment de la mort.

Autopsie. — *Appareil génito-urinaire* — A la région postérieure de l'urètre, au niveau du bulbe et surtout vers l'union de la portion membraneuse et de la région prostatique, existe un rétrécissement fibreux extrêmement résistant, laissant à peine passer la petite branche des ciseaux.

Abcès de la prostate, du volume d'un œuf de pigeon.

La vessie a le volume habituel chez un homme de cet âge ; elle est remplie de pus.

Les uretères sont très dilatés.

Hydronéphrose ayant déterminé la destruction de la substance rénale, surtout à gauche ; la coque persistante a subi la dégénérescence fibreuse.

1. G. Étienne. Les infections coli-bacillaires. Alcan, 1899. *Observ. VIII.*

Épaississement de la plèvre, adhérente au sommet pulmonaire droit.
Hépatisation pulmonaire à gauche.
Légère hypertrophie cardiaque sans lésion valvulaire.
Foie légèrement dégénéré.
Périsplénite et sclérose de la rate qui est très petite.

2° *L'infection générale ayant son point de départ au niveau du cancer, atteint spécialement un organe et lui emprunte sa symptomatologie particulière, en revêtant autant de types cliniques bien déterminés.*

L'un des plus importants est le type *ictère grave*, dont M. Achard a rapporté plusieurs exemples; voici l'un deux :

Cancer primitif du foie. Ictère grave hyperthermique. Présence du staphylocoque blanc dans le foie pendant la vie[1].

Aline G..., âgée de 51 ans, concierge, entrée le 26 août 1895 à l'hôpital Broussais, salle Axenfeld, n° 13.

Dans ses antécédents on note une péritonite à 20 ans, une fièvre typhoïde à 22 ans, des douleurs rhumatoïdes et des digestions douloureuses et difficiles depuis la jeunesse. Pas de grossesse. Vers le 15 juillet, la malade a dû s'aliter parce qu'elle perdait ses forces, devenait jaune, et éprouvait des douleurs vives dans l'épigastre et l'hypocondre droit. Un médecin prescrivit le régime lacté. L'état s'aggravant, la malade entre à l'hôpital.

Elle présente un aspect cachectique : le teint est jaunâtre et les conjonctives ont une coloration subictérique. La malade se plaint de douleurs vagues dans le ventre. L'exploration de l'abdomen montre que le foie est volumineux et descend d'environ deux travers de doigt au-dessous des fausses côtes; il est saillant à l'épigastre. Il n'est pas douloureux à la pression. Il n'y a pas d'ascite. Dans la fosse iliaque gauche, on trouve une tumeur dure, mobile, du volume d'une mandarine et qui est due à un myome utérin d'ancienne date.

L'urine renferme un peu d'albumine. Elle présente une coloration brun foncé. On y fait apparaître avec l'acide nitrique la réaction de Gmelin. L'examen spectroscopique, en opérant par diffusion, permet de constater la bande d'urobiline.

Quelques jours après l'entrée de la malade apparaît un léger délire tranquille, surtout marqué la nuit. Quand on lui adresse la parole, elle répond avec assez d'exactitude ; mais, quand son attention n'est pas fixée, elle rêvasse, parle d'une façon incohérente mais sans bruit et presque à voix basse. Elle agite fréquemment ses mains, tourne la tête, mais sans brusquerie.

Le pouls est à 120 environ. La température atteint, le soir, de 38°,5 à 39°.

Une ponction faite le 1er septembre dans le foie, avec une seringue de Straus stérilisée à l'autoclave, permet de recueillir du sang dont l'ensemencement fournit du staphylocoque blanc.

1. Achard. *Soc. méd. hôpitaux*, 1896.

Le 6 septembre, la température du soir atteint 39°,5.

Le 7, la malade tombe dans le coma; la température s'élève à 41°,5, et la malade meurt dans la soirée.

A l'autopsie, on trouve le foie volumineux et parsemé de petites nodosités cancéreuses. En outre, le lobe droit renferme une masse plus grosse, ayant les dimensions du poing, blanc jaunâtre, non ramollie, et qui vient affleurer à la surface du foie. La vésicule biliaire repose sur cette masse, mais elle peut en être facilement détachée et ne lui adhère pas; elle renferme deux calculs recouverts de petits mamelons blanchâtres. Les autres organes ne présentent pas de lésions notables, sauf l'utérus qui renferme des fibromes. Il n'y a pas d'autre cancer; l'estomac en particulier est sain.

Dans l'observation suivante que j'ai déjà eu l'occasion de signaler[1], l'ictère grave fut également la caractéristique très prédominante.

Cancer du canal cystique. Cholécystite suppurée; septicémie colli-bacillaire.

Mme H..., âgée de 43 ans, sans profession, est amenée au service le 19 août 1895.

C'est une femme de constitution moyenne, assez bien développée, dans les antécédents personnels de laquelle nous ne relevons rien de particulier. Le père serait mort à 59 ans, tuberculeux; la mère aurait succombé à 49 ans, à une affection stomacale chronique, probablement de nature cancéreuse.

Depuis un temps assez long, qu'il est impossible à la malade de préciser, elle aurait éprouvé des douleurs vagues dans l'abdomen, mais n'ayant jamais revêtu la symptomatologie des coliques hépatiques. Depuis deux mois, douleurs plus vives, assez nettement localisées vers la région lombaire. Il y a quinze jours, brusquement, apparition de douleurs plus violentes et d'un ictère intense; depuis lors, les selles sont décolorées, les urines foncées. L'état s'aggrave à partir du 16 août, et la malade sollicite son entrée.

A ce moment, on constate une détérioration très marquée de l'état général; adynamie; amaigrissement. T. = 38°,7. P. = 132. Ictère très intense, très prononcé sur toute la surface du corps. La langue est blanche, sèche, rugueuse; anorexie complète; vomissements répétés depuis deux jours. Les selles, complètement décolorées, ressemblent à du mastic. Le ventre est dur, résistant au palper, ballonné. Le foie est très hypertrophié, remontant à droite jusqu'au bord supérieur de la cinquième côte et, en bas, au niveau de la ligne médiane, dépassant de sept travers de doigt la ligne du rebord des fausses côtes; à la palpation on sent son bord resté assez tranchant et, en palpant profondément, en déprimant largement la paroi abdominale vers la ligne médiane, on arrive, derrière et sous le rebord du foie, sur une masse globuleuse, de consistance très dure, ayant le volume approximatif d'une mandarine. Douleurs extrêmement vives à ce niveau. D'une façon générale, la surface du foie paraît assez lisse.

1. G. Étienne. Forme pyosepticémique du cancer du canal cystique. *Archives générales de médecine*, 1896, II.

Pas d'hypertrophie de la rate.

Le pouls, à 132 pulsations à la minute, est petit, rapide, assez dépressible.

La pointe du cœur bat sur la ligne mamillaire, sous la 5e côte; le premier bruit est sourd.

Dyspnée légère, l'examen de l'appareil respiratoire ne révélant cependant qu'une respiration un peu exagérée, supplémentaire, vers les sommets, due au refoulement des lobes inférieurs des poumons par le foie hypertrophié.

Les urines sont très foncées, brunes; l'adjonction de teinture d'iode diluée révèle la présence d'une grande quantité de pigments biliaires.

La malade a des pertes depuis un mois.

Du côté de l'appareil nerveux, nous n'avons à noter que de l'insomnie persistante.

21 août. T. = m. 40°,6; s. 41°; P. = m. 150; s. 146. L'état général s'est aggravé; les traits se tirent, les yeux s'excavent; la peau est sèche, rugueuse. On a le tableau classique d'une véritable septicémie. Douleurs abdominales très intenses, continues.

Les jours suivants, les phénomènes généraux s'accentuent encore; la fièvre continue, prend le type à grandes oscillations, atteignant ou dépassant 40° tous les soirs.

Le 26. Apparition d'un peu d'ascite.

Le 27. L'ictère s'est encore foncé; les douleurs abdominales et lombaires persistent aussi intenses. Adynamie, prostration, affaissement. La malade vomit plusieurs ascarides lombricoïdes.

La malade meurt le 29, à 6 heures du matin.

Autopsie. — Le 29, à 9 heures du matin.

A l'ouverture de l'abdomen, on constate la présence d'un peu d'ascite.

Le foie présente avec le péritoine et le diaphragme quelques adhérences par périhépatite; il est énorme, remplissant presque tout l'abdomen et arrivant de tous côtés en contact avec les côtes. Sa face supérieure remonte au-dessous de la 1re côte jusqu'à 11 centimètres à droite, 15 centimètres à gauche; le lobe droit mesure 26 centimètres de hauteur, le lobe gauche 18; la largeur totale est de 26 centimètres; détaché, son poids total est de 4800 grammes. Le foie est farci de masses néoplasiques dont les dimensions varient entre celles d'un grain de mil et celles d'une noisette; plusieurs forment bosselures à la surface.

Au niveau de l'appendice xiphoïde, deux portions du foie un peu étranglées à leur base par une bride constituent les deux profondes lobulations constatées par le palper dans l'examen clinique.

Vers le hile, au niveau de la petite courbure de l'estomac, on trouve de petits ganglions, ayant le volume de fèves, absolument incapables de provoquer par compression un rétrécissement des vaisseaux biliaires.

Mais on trouve *le canal cholédoque complètement rempli par un ascaride lombricoïde mort.*

La *vésicule biliaire* est un peu dilatée; à son ouverture, il s'écoule un flot de pus franc, verdâtre, bien lié (*cholécystite suppurée*). Au milieu de ce pus, trois calculs biliaires gros comme des noisettes. Les parois de la vésicule sont épaissies, mais unies, et l'examen histologique montre qu'elles ne sont pas envahies par la néoplasie. Mais, sur le canal cystique, on constate l'existence d'une virole cancéreuse étranglant complètement le vaisseau. Le cathétérisme rétrograde avec une fine sonde est impossible. Pas de calcul arrêté.

Estomac. Quelques ecchymoses à la surface de la muqueuse; pas trace de tumeur. A l'ouverture de l'organe, on y trouve deux ascarides vivants.

Pancréas volumineux, très dur; pas de néoplasme.

Rate friable, diffluente.

La colonne vertébrale, les organes génito-urinaires, les reins, les capsules surrénales, etc., sont soigneusement examinés; nulle part on ne trouve place de cancer primitif pouvant être source de la généralisation hépatique.

Examen bactériologique. — *Cultures.* — Deux jours avant la mort, du sang est recueilli avec de minutieuses précautions, à l'extrémité du doigt; ensemencé sur gélose, il donne naissance à des colonies nombreuses.

Le pus de la cholécystite, aseptiquement recueilli, est ensemencé sur gélose; cultures abondantes.

L'élément microbien provenant des deux sources est ensemencé dans du bouillon, sur gélose, gélatine, pomme de terre; il donne toutes les réactions du coli-bacille; dans le bouillon, il forme de l'indol et fait fermenter la lactose. Il s'écarte cependant un peu du coli-bacille classique, en ce qu'il ne coagule pas le lait.

Lamelles. — Examinées sous le microscope, les colonies sont constituées par de courts bâtonnets, très mobiles, se décolorant par le Gram.

Le pus, examiné sur lamelles, renferme des bacilles de tout point semblables; on n'y retrouve aucune autre forme microbienne.

Inoculation. — Quelques gouttes d'une culture sur bouillon, âgée de quarante-huit heures, sont inoculées dans le tissu cellulaire du dos d'un cobaye, qui meurt au bout de vingt heures; le sang du cœur ensemencé sur gélose donne des colonies semblables aux précédentes.

A l'examen clinique de cette femme, le diagnostic de cancer secondaire du foie s'imposait; la difficulté consistait à en découvrir le foyer primitif. Aucun symptôme n'attirait l'attention partculièrement vers un organe. Mais la marche de la température, l'état général qui n'était pas celui de la cachexie cancéreuse, ayant conduit au diagnostic de septicémie, vérifié par l'examen bactériologique, nous étions amené à attribuer à cette septicémie une porte d'entrée au niveau d'un néoplasme ulcéré siégeant en un point infectable, tel que pourrait être un épithélioma de petit volume situé sur la face postérieure de l'estomac, bien toléré, ne donnant lieu à aucun symptôme marqué, passant inaperçu, ainsi qu'il arrive assez souvent, mais ayant ouvert les voies à une infection partie de l'appareil gastro-intestinal, et d'autre part s'étant très rapidement généralisé au foie et ayant déterminé l'ictère par compression des canaux biliaires au niveau d'une masse néoplasique ou d'une masse ganglionnaire.

En présence des migrations des ascarides, l'hypothèse d'une occlusion du chodéloque par un de ces entozoaires fut bien émise; sans en éliminer absolument la possibilité, on s'arrêta au premier diagnostic, bien qu'assez peu satisfaisant.

L'autopsie en démontra en effet l'inexactitude.

L'existence d'un lombric dans le canal cholédoque fut constatée à l'autopsie; la question se posait de savoir s'il y avait pénétré pendant la vie ou s'il s'agissait simplement d'une migration *post mortem*. La première hypothèse est plus vraisemblable, car nous n'avons relevé aucune autre cause pouvant expliquer l'apparition de l'ictère : le canal hépatique et le canal cholédoque n'étaient comprimés ni étranglés par aucune masse néoplasique ou ganglionnaire, la présence même de l'ascaride en est la preuve; la résorption de la bile n'a pu se faire au niveau de la vésicule qui n'en renfermait pas. Il est probable que, le milieu intestinal étant modifié par les troubles digestifs, les ascarides contenus dans le tube digestif ont émigré, ainsi qu'il arrive fréquemment lorsque les fonctions intestinales sont notablement perturbées; alors que la plupart passaient dans l'estomac et de là dans l'œsophage, l'un deux pénétrait accidentellement dans le canal cholédoque, peut-être au moment d'une rémission de la sécrétion biliaire; surpris au moment du flux d'excrétion, il périt sur place sans pouvoir rétrocéder, et obtura ainsi le canal.

Par quel mécanisme s'est produite la cholécystite suppurée? Normalement, ainsi que l'ont bien établi Albarran, Dupré, Claisse et Dupré, les canaux d'excrétion des glandes, et notamment les voies biliaires, sont aseptiques; mais tout obstacle, même peu prononcé, apporté à l'écoulement des produits de sécrétion, peut favoriser leur infection. Ici, le canal cystique rétréci aurait pu permettre l'invasion microbienne de la vésicule, mais à condition que le canal cholédoque fût infecté; or, celui-ci étant sain devait être aseptique. Telle était, croyons-nous, la situation jusqu'au moment de la pénétration de l'ascaride, qui apporta dans le canal cholédoque les microbes pyogènes intestinaux, permit l'infection du canal cystique, et consécutivement de la vésicule.

Le type *endocardite aiguë* a également été noté par Brissaud, par Vaquez, par Kelsch, dont voici l'observation comme exemple. On y remarque l'infection sanguine généralisée, manifestée par les lésions du cœur gauche et de tout l'appareil veineux.

Phlébites multiples et successives, Hémiplégie, Aphasie, Cancer de l'estomac, Endocardite végétante[1].

X..., officier, 45 ans, est admis au Val-de-Grâce, le 31 janvier 1884, mort le 12 avril 1884.

Le 31 janvier, à son arrivée, le malade présente une apyrexie complète, amaigrissement modéré, appétit assez bon, constipation habituelle.

Foie et rate normaux.

La palpation de la région épigastrique est indolore et ne révèle point de tumeur.

Rien au cœur.

Le 5 février, on constate un gonflement douloureux au niveau de la veine jugulaire externe gauche, un peu au-dessus de la clavicule.

Sur une longueur de trois centimètres, la peau est rouge et chaude, très sensible à la plus légère palpation; la veine est distendue, oblitérée par un caillot qui doit se prolonger dans la veine sous-clavière, car il existe un léger œdème de la main gauche. T. 38°,5.

Le 6 février le gonflement est plus marqué du côté gauche du cou.

Les mouvements sont douloureux.

Le 7 février, toute la veine jugulaire externe forme un cordon saillant, dur, de la grosseur du petit doigt, douloureux, s'étendant de la clavicule à l'angle de la mâchoire.

A partir du 8, l'œdème commence à disparaître.

Le 12 février, la veine présente la même saillie et la même dureté, mais elle est moins douloureuse.

Le 14 février, à la suite de mouvements, hémiplégie droite complète et aphasie.

Le 25 février, l'œdème du membre supérieur gauche a complètement disparu; mais plusieurs veines du dos de la main se dessinent sous forme de cordons durs, roulés.

Le 2 mars, phlébite et œdème du dos de la main droite, puis du membre inférieur droit, avec fièvre.

16 mars. Hématémèse, mélæna, lipothymie.

Souffle doux systolique, zone de maximum au niveau du mamelon.

Après avoir présenté de la fièvre vespérale pendant quinze jours, le malade succombe le 12 avril 1884.

Autopsie le 14. — Nodules néglosiques ulcérés dans l'estomac.

Sur l'une des valves de la mitrale, 5 petites végétations molles, fibrineuses, inégales, dont la plus grosse ne dépasse pas la grosseur d'un pois, à surfaces irrégulières, verruqueuses, petite végétation sur chaque valvule sigmoïde.

Il me reste à parler d'un dernier type, c'est la *pyohémie* avec suppurations multiples. Le cas de Brissaud en est un remarquable exemple; on remarque en particulier l'absence de tout foyer de bronchopneumonie capable d'avoir déterminé par voisinage la pleurésie purulente.

1. Kelsch. *Soc. méd. hôpitaux*, p. 468, 9 décembre 1887.

Cancer latent de l'estomac. Pleurésie purulente, pyohémie, arthrites suppurées[1].

François G., teinturier, âgé de 57 ans, entré à l'hôpital Beaujon, le 4 mars 1878, dans le service de M. le Dr Millard. C'est un homme de moyenne taille, maigre, le visage pâle et fatigué. Il se plaint de douleurs vagues dans les membres, et dit avoir complètement perdu l'appétit depuis un mois environ. Il n'a de goût pour aucun aliment liquide ou solide, et, comme ses ressources sont excessivement restreintes, il se nourrit d'une façon déplorable dans ces derniers temps. D'ailleurs, il ne vomit pas, n'a pas de troubles digestifs, ne tousse pas, et, n'était cette anorexie persistante qui a considérablement diminué ses forces, il ne se sentirait nullement malade.

Lorsque le malade entra à l'hôpital, on rechercha minutieusement la lésion organique probable qui l'avait plongé dans cet état de cachexie profonde. Les membres inférieurs étaient un peu œdématiés, mais l'urine ne renfermait pas d'albumine. Le cœur ne présentait pas de bruit morbide; on entendait seulement à la base de la poitrine, à gauche et en arrière, quelques frottements de pleurésie sèche.

22 mars, même état. Le soir du même jour, la fièvre se déclara avec une intensité assez notable.

23 mars, à l'examen de la poitrine, on constate que la pleurésie sèche de la base du côté gauche s'était transformée en pleurésie avec épanchement.

24 mars, le matin, T. 39°,5, le soir, 40°,2. L'état général est inquiétant.

25 mars, le malade a eu une selle sanguinolente. La probabilité d'une lésion organique du tube digestif semblait ainsi se confirmer.

En outre, les *articulations* des genoux, des coudes et des poignets, étaient devenues très douloureuses; et, comme ce nouveau symptôme coïncidait à peu près avec l'apparition de la fièvre et des frissons, on porta le diagnostic d'infection purulente. Le soir, T. 40°.

26 mars, le malade râle. Les articulations des genoux sont remplies de liquide, celles des coudes sont gonflées, et il existe un épanchement abondant dans les gaines des extenseurs. Mort à 10 heures du matin.

A l'autopsie, on trouve un cancer de la petite courbure de l'estomac, étendu depuis le cardia jusqu'à la partie moyenne du bord supérieur de l'organe avec adhérence et péritonite diffuse dans l'épiploon gastro-hépatique. Les *articulations* sont remplies de *pus*. La plèvre gauche renferme une poche purulente considérable.

Tels sont les différents modes suivant lesquels se produit l'infection à point de départ néoplasique; le plus souvent, ce mode est bien déterminé, précis : infection *in situ*, par extension ou par généralisation. Ces deux derniers peuvent se combiner : le néoplasme ouvre à l'infection une cavité antérieurement aseptique, alors que se produit d'autre part l'infection générale. En voici un cas emprunté à MM. Mercklen et Vaquez.

1. E. Brissaud. *Soc. anatomique*, 1878.

Cancer ulcéré de l'utérus. Phlegmatia alba dolens de la jambe gauche. Péritonite suppurée. Endocardite végétante.

Une Mme T..., âgée de 73 ans, entra le 12 octobre 1888, dans le service du Dr Mercklen.

Cette femme, de bonne santé habituelle, a été prise, il y a six mois environ, de pertes abondantes qui, depuis ce moment, se sont fréquemment répétées. En même temps, elle a commencé à ressentir de violentes douleurs dans la région du bas-ventre, avec irradiation vers les lombes.

En février 1889. — La malade, très affaiblie, présente un facies jaune paille caractéristique. L'appétit est perdu. Pas de troubles intestinaux ni urinaires. Au toucher, on constate la destruction complète du col utérin. A la place, on rencontre des végétations qui envahissent le vagin d'une part, l'utérus de l'autre.

Écoulement abondant de liquide sanguinolent sanieux, d'odeur infecte.

Mars 1889. — La cachexie augmente, la malade devient de plus en plus faible.

10 *mars*. — Apparition de douleurs dans la jambe gauche, avec œdème blanc et lisse. A la même époque, et à deux ou trois reprises, la malade a présenté, le soir, de violents frissons avec claquement de dents. Ces frissons duraient une à deux heures. On constata alors l'existence d'une phlegmatia alba dolens de la jambe gauche.

Le 2 avril, la malade est reprise de violents frissons avec douleurs abdominales intenses. Elle meurt deux jours après.

Autopsie faite vingt-quatre heures après la mort.

A l'ouverture du thorax, on ne constate pas de liquide dans les cavités pleurales. Quelques adhérences des deux feuillets de la plèvre du côté droit, de date récente.

Poumons sains. Léger degré d'emphysème.

Péricarde ne contenant aucune trace de liquide.

Cœur, un peu gros, avec surcharge graisseuse aux points habituels. Une tache laiteuse, du diamètre d'une pièce de 2 francs environ, vers la pointe du cœur, en avant. Valvule mitrale et valvules aortiques suffisantes à l'épreuve de l'eau.

Les bords de la mitrale présentent manifestement une vascularisation exagérée; de plus, en certains points, on constate des épaississements du bord libre, et c'est surtout au niveau de ces épaississements que l'hyperémie est plus marquée. Par place aussi, il commence à se former des végétations, dont quelques-unes même prennent l'aspect polypiforme. Les valvules sigmoïdes aortiques sont saines et souples. Petite plaque athéromateuse calcaire à l'entrée de la coronaire gauche, entrée qui n'est d'ailleurs pas rétrécie.

Le cœur droit n'est pas dilaté; la valvule tricuspide présente quelques épaississements semblables à ceux de la mitrale, moins marqués, mais reconnaissables.

Myocarde sain.

A l'ouverture de l'abdomen, on constate les traces d'une péritonite datant déjà de quelque temps, avec présence de 200 grammes environ de liquide purulent. Les anses intestinales sont, en certains points, agglutinées entre elles; par places, le péritoine présente des épaississements manifestes avec vascularisation exagérée, et les fausses membranes que l'on rencontre ont un aspect louche et trouble.

Lorsqu'on recherche les causes de cette péritonite purulente qui, d'ailleurs, est limitée à la partie inférieure de l'abdomen, on voit que, au niveau du cul-de-sac utéro-rectal, les fausses membranes sont plus épaisses, bien qu'encore molles et friables. Lorsque ces fausses membranes sont enlevées et que le feuillet péritonéal est décollé, on aborde l'utérus épaissi, volumineux, et dont le tissu s'est, au point correspondant, laissé déchirer par des végétations cancéreuses développées dans le muscle même de l'organe. On constate, en effet, qu'il existe, à la face externe de l'utérus, une ulcération à bords renversés, friables, à contours irréguliers et à fond putrilagineux, lequel se perd d'ailleurs dans l'intérieur de l'utérus. Cette ulcération, dont le diamètre ne mesure pas plus d'un centimètre et demi dans sa plus grande étendue, est recouverte par la séreuse péritonéale et les fausses membranes qui se sont formées à ce niveau.

Le foie est gros; il présente les caractères de la dégénérescence graisseuse, avec aspect jaunâtre, anémie à la coupe et mollesse du tissu.

Reins normaux, sauf la pâleur et l'état pâteux de la substance corticale, dans laquelle apparaissent, çà et là, quelques foyers de congestion.

La rate molle, diffluente.

La veine fémorale, oblitérée par un caillot d'ancienne date, qui se prolonge jusque dans la veine iliaque d'une part, et de l'autre vers la poplitée. Le caillot est ramolli vers son centre et contient, à ce niveau, une matière puriforme.

L'examen microbiologique du liquide péritonéal n'est pas fait.

Les ensemencements faits avec le liquide puriforme de la veine ont donné des cultures pures de streptocoques pyogènes.

L'examen bactériologique des végétations verruqueuses de la mitrale donne le résultat suivant : des micrococques en masses zoogléiques et en chaînettes, abondants sur les bords et se reconnaissant facilement en outre, au milieu de la fibrine, et, en plus, des microbes en bâtonnets, plus abondants sur les bords. Nous ne saurions dire exactement auxquels de ces micro-organismes on doit faire jouer le rôle capital. Nous savons d'ailleurs que la présence simultanée des deux ordres de bactéries (micrococques et bâtonnets) a souvent été signalée dans les endocardites végétantes, et que leur rôle n'a pas encore été exactement défini.

Quelques-unes des veines sus-hépatiques présentent des accumulations de globules rouges, et, dans celles-là, il est possible de reconnaître la présence de micrococques, quelques-uns en chaînettes.

L'examen de l'utérus, fait seulement au point de vue histologique, a montré qu'il s'agissait d'un épithélioma ulcéré du col à type pavimenteux lobulé.

Un néoplasme peut donc devenir le point de départ d'un type quelconque d'infection microbienne banale; et le fait était presque *a priori* certain; il serait beaucoup plus fréquent si le plus souvent les voies d'infection n'étaient obturées, par des thromboses par exemple; mais probablement, aussi, ces accidents passent souvent inaperçus, masqués par la cachexie cancéreuse; c'est pourquoi j'ai insisté sur ce paragraphe d'étiologie générale des septicémies, que j'ai eu l'occasion de rencontrer dans deux cas sur environ cinquante observations de pyosepticémies personnellement observées.

46443. — Imprimerie Lahure, 9, rue de Fleurus, à Paris.

www.ingramcontent.com/pod-product-compliance
Lightning Source LLC
LaVergne TN
LVHW052028160826
845678LV00003B/1239

* 9 7 8 2 3 2 9 6 2 5 9 9 7 *